T
33
57.

DE

LA RESPIRATION

PAR LA BOUCHE ET PAR LE NEZ

RÉPONSE

AU RAPPORT DU PROFESSEUR VOILLEZ

SUR LA NOTE LUE A L'ACADÉMIE DE MÉDECINE

LE 13 SEPTEMBRE 1881

PAR

LE Dr SMESTER

PARIS

TYPOGRAPHIE GEORGES CHAMEROT

19, RUE DES SAINTS-PÈRES, 19

1884

DE

LA RESPIRATION

PAR LA BOUCHE ET PAR LE NEZ

PARIS

TYPOGRAPHIE GEORGES CHAMEROT

19, rue des Saints-Pères, 19

DE
LA RESPIRATION

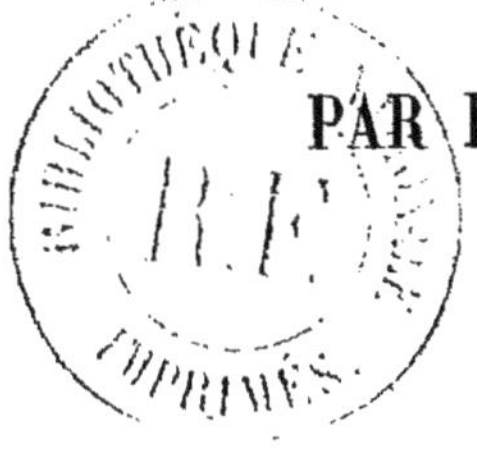

PAR LA BOUCHE ET PAR LE NEZ

RÉPONSE

AU RAPPORT DU PROFESSEUR VOILLEZ

SUR LA NOTE LUE A L'ACADÉMIE DE MÉDECINE

LE 13 SEPTEMBRE 1881

PAR

LE Dr SMESTER

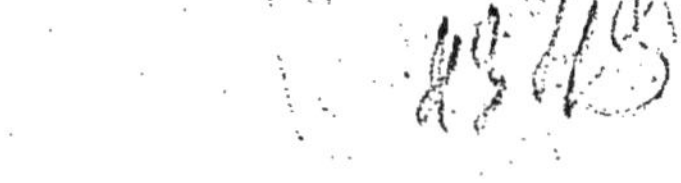

PARIS

TYPOGRAPHIE GEORGES CHAMEROT

19, RUE DES SAINTS-PÈRES, 19

1884

DE

LA RESPIRATION

PAR LA BOUCHE ET PAR LE NEZ

C'est en étudiant l'action de l'oxygène dans différentes affections, telles que l'asthme, la chlorose, l'anémie, le diabète, que j'ai été amené à faire l'étude de la respiration par la bouche et par le nez. Tous ceux qui ont employé les gaz comme agents thérapeutiques ou anesthésiques, ont répété les uns après les autres qu'il fallait, tandis qu'on faisait respirer un gaz par la bouche, fermer les narines, afin d'empêcher l'entrée de l'air par cette ouverture. Beddoës et ses continuateurs, Demarquay et ses élèves, de nos jours encore bien des expérimentateurs connus, sont dans ce cas.

Les uns inventent des pinces pour fermer les narines, quand ils font respirer par la bouche; d'autres se contentent de leurs doigts pour faire cette occlusion. Quelques-uns, comme Waldenburg, contournant la difficulté, se servent de masques, qui emprisonnent à la fois la bouche et le nez; aucun n'appuyant sa manière de faire sur la moindre expérience.

Il était d'un certain intérêt, pour les recherches

ultérieures sur l'action thérapeutique de l'oxygène, aussi bien que pour celle des autres fluides, de déterminer, avec autant de précision que possible, le rapport existant entre le fluide respiré par une voie et l'air respiré par l'autre, dans le même temps.

Persuadé que ce rapport existait, j'ai institué plusieurs séries d'expériences pour le démontrer, et j'ai posé le problème suivant :

« Dans quelle proportion respire-t-on par les narines, quand la respiration *volontaire*[1] se fait par la bouche? »

Ainsi formulé, le problème n'est pas soluble. Il est indispensable d'étudier singulièrement les différents phénomènes, exprimés par le terme générique « respiration », pour arriver à une solution un peu précise.

La respiration se compose des deux actes : inspiration et expiration. Chacun de ces deux actes en particulier peut se faire, ou par la bouche, ou par le nez, ou par l'un et l'autre en même temps. Du moins, telle était ma croyance.

Le précédent énoncé s'est décomposé dans les termes suivants :

INSPIRATION

1° Dans quelle proportion inspire-t-on l'air par le nez, quand l'inspiration *volontaire* se fait par la bouche?

2° Dans quelle proportion inspire-t-on l'air par la bouche, gardée ouverte, quand l'inspiration *volontaire* se fait par les narines?

3° Dans quel rapport un fluide passe par le nez

1. Il est à noter que toutes les respirations expérimentales ou thérapeutiques sont *volontaires*.

et la bouche, quand l'inspiration *volontaire* se fait par ces deux ouvertures?

EXPIRATION

1° Dans quelle proportion expire-t-on un fluide par le nez, quand l'expiration *volontaire* se fait par la bouche?

2° Dans quelle proportion expire-t-on un fluide par la bouche ouverte, quand l'expiration *volontaire* se fait par les narines?

3° Dans quel rapport un fluide passe par le nez et la bouche, quand l'expiration est *volontairement* faite par ces deux ouvertures?

Pour répondre aux différents termes de ce problème, j'ai institué les expériences suivantes :

EXPÉRIENCES DES FLACONS

INSPIRATION

J'ai pris deux flacons A et B, à deux tubulures et à moitié remplis d'eau. Par chaque ouverture, j'ai fait passer des tubes de verre, OO′, plongeant dans le liquide par une extrémité, l'autre s'ouvrant à l'air libre; et *t*, *t*′, dont les extrémités internes sont le plus loin possible de la surface de l'eau, et dont les extrémités externes communiquent, au moyen d'un tube de caoutchouc, l'un avec un embout de verre *e*, l'autre avec un petit masque *m*, nommé *masque nasal,* du rôle qu'il aura à remplir. Cette disposition sert pour étudier l'inspiration.

L'expérimentateur s'applique hermétiquement le

petit masque *m* sur les narines, et prend l'embout *e* entre les lèvres. Si, dans ces conditions, il fait de larges inspirations, en essayant d'inspirer par la bouche et le nez en même temps, il s'aperçoit, non sans surprise, que le liquide bouillonne tantôt dans le flacon A, tantôt dans le flacon B, jamais dans les deux en même temps.

Ce qui veut dire que l'air *inspiré* a suivi, ou bien

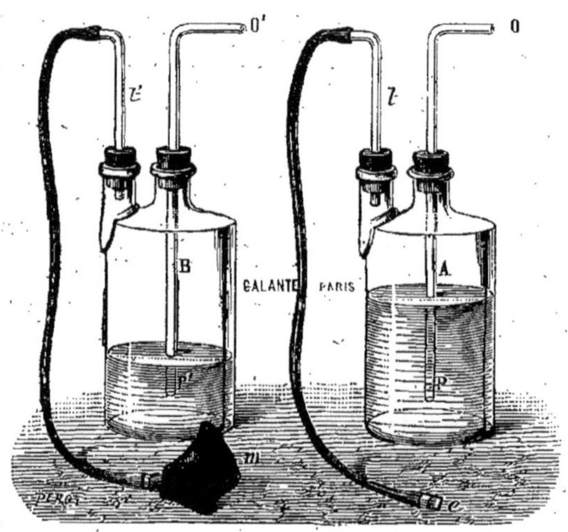

Fig. 1. — Inspiration.

la route OP*te* pour passer par la bouche, et les autres voies respiratoires; ou la route O'P' *t' m*, pour passer par les narines. Mais qu'il n'a pas pris en même temps les deux routes OP*te* du flacon A, et O'P' *t' m*, du flacon B.

Dans la note présentée à l'Académie de médecine, le 13 septembre 1881, et dont le professeur Voillez a fait le rapport dans la séance du 23 mai de l'année 1882, je crains de ne m'être pas suffisamment fait comprendre. Le bienveillant rapporteur dit, en effet, dans son quatrième paragraphe : « Tout étant ainsi disposé (*les flacons et leurs tubes*), le liquide *s'élève* lorsque l'aspiration de l'air a lieu..... »

Il est facile de voir que le liquide ne s'élève dans aucun des tubes. Quand l'aspiration a lieu par le flacon A, l'air passe de O en P, et vient bouillonner à la surface du liquide.

Quand l'aspiration a lieu par le flacon B, l'air suit la route O' P', et vient encore bouillonner à la surface du liquide du flacon B. Mais le liquide ne s'élève jamais dans aucun des tubes, quand l'aspiration se fait par l'un ou par l'autre flacon. Au contraire, l'aspiration ayant lieu par la bouche au moyen de l'embout *e*, l'air du flacon A se raréfie, et la pression, dans ce flacon, devient inférieure à celle de l'air extérieur. Pour que l'équilibre se rétablisse, il y a appel de l'air extérieur dans le flacon A, au moyen de l'ouverture O du tube OP. L'air extérieur passe donc par ce tube, *presse* sur le liquide qu'il contient, *l'abaisse* et *passe* dans le flacon A en bouillonnant plus ou moins fort, selon la différence de pression existant entre l'air du flacon et l'air extérieur. Le même phénomène a lieu dans le flacon B, quand l'aspiration se fait par les narines.

EXPIRATION

Pour l'expiration, il suffit de changer la disposition des tubes, c'est-à-dire que les tubes AO-BO' qui portent l'un l'embout de verre *e*, l'autre le masque nasal *m* plongent tous les deux dans le liquide des flacons. Les deux autres tubes *tt'*, ont leur extrémité interne le plus loin possible de la surface du liquide; leur extrémité externe est ouverte à l'air libre. Dans ces conditions, l'expérimentateur prend l'embout *e* entre les lèvres, et s'encapuchonne hermétiquement les narines avec le petit masque *m*; puis il expire, en essayant de faire passer le fluide par le nez et la bouche en même temps; mais il s'aperçoit que le liquide bouillonne dans le flacon A, ou dans le flacon B, et non pas dans les deux flacons à la fois. D'ailleurs, c'est avec la plus grande facilité qu'il respire volontairement par l'une ou par l'autre de ces deux

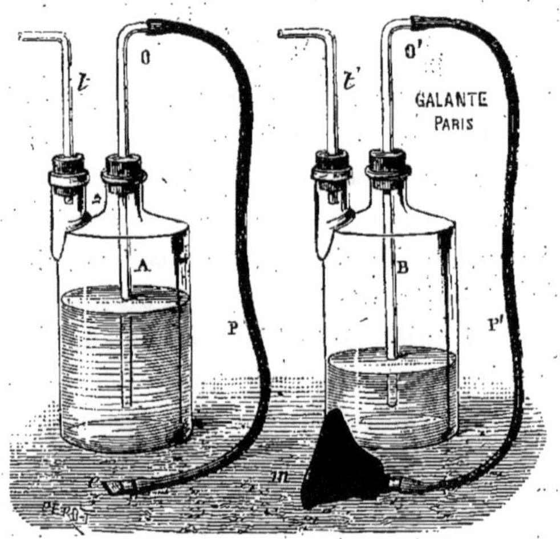

Fig. 2. — Expiration.

voies, et il ne peut expirer par les deux ouvertures à la fois. Cela veut dire que la respiration par la bouche et les narines en même temps est physiologiquement impossible, au moins quand elle dépasse ou égale la respiration normale; qu'au contraire, il n'y a rien de plus simple que de respirer par l'une des deux voies à l'exclusion de l'autre.

Les phénomènes ne varient pas, quels que soient le diamètre des tubes et la différence de niveau du liquide des flacons.

EXPÉRIENCES DES CLOCHES

Je prends deux gazomètres gradués G, *g*, contenant un certain volume d'air, et tenus en équilibre par un système de poids, de telle sorte que la moindre bulle d'air enlevé ou ajouté à l'un des gazomètres en fasse varier le niveau.

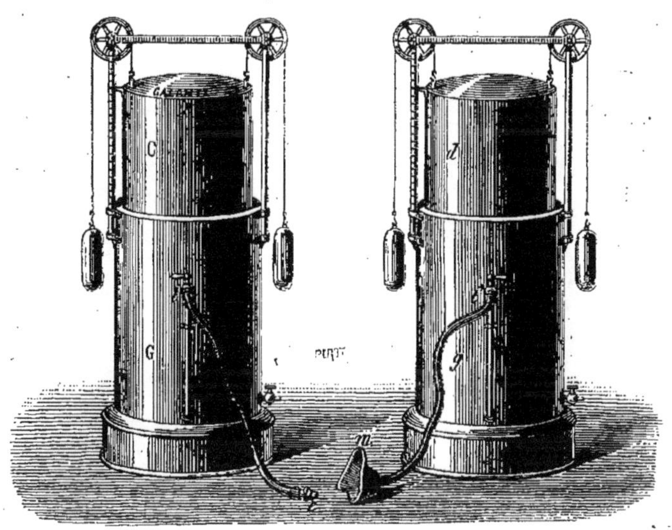

Fig. 3.

Si, dans ces conditions, on prend l'embout *c* entre les lèvres, et qu'on recouvre soigneusement les narines du masque *m*, l'aspiration ou l'expiration, même très faible, fera monter ou descendre l'une ou l'autre cloche.

Il est facile de voir que l'on peut, à volonté, respirer par la bouche seule, ou par le nez seul. Si l'on essaye de respirer en même temps par l'un et l'autre conduits, on s'aperçoit qu'une seule cloche s'abaisse ou s'élève. Ces mouvements des cloches indiquent l'ordre dans lequel le phénomène s'accomplit. Pendant l'inspiration par la bouche au moyen de l'embout *e*, l'air étant aspiré de la cloche G, celle-ci s'abaisse d'une quantité égale à la quantité d'air inspiré. Si l'inspiration se fait par le nez, au moyen du masque *m*, c'est la cloche *d*, qui s'abaisse à son tour.

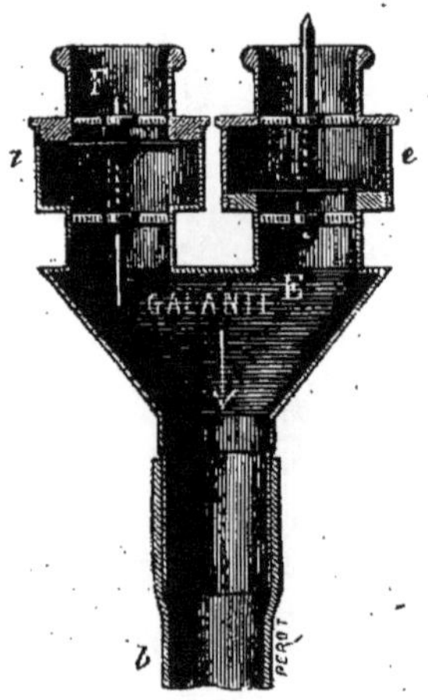

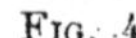

Fig. 4.

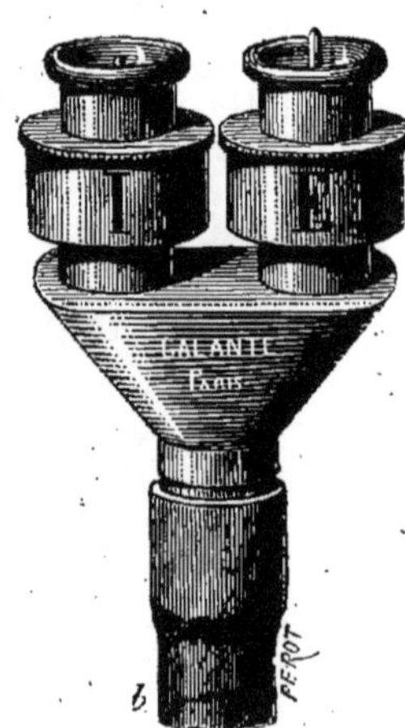

Fig. 5.

Respirateur automatique.

Quand l'expiration se fait par la bouche et l'embout *e*, la cloche G s'élève d'une quantité égale à la quantité de fluide expiré ; quand l'expiration se fait par le nez et le masque *m*, c'est la cloche *d*, qui s'élève dans les mêmes proportions.

Il n'est pas possible, dans l'état sain des organes, d'élever ou d'abaisser simultanément les deux cloches. Ce qui veut dire qu'on ne peut en même temps inspirer ou expirer par la bouche et le nez.

Le regretté et bienveillant professeur Voillez blâmait le dispositif de cette dernière expérience; il aurait voulu que les deux actes de la respiration, inspiration et expiration, pussent se faire en une seule fois. Pour répondre à son objection, j'ai institué l'expérience suivante : j'ai pris quatre cloches graduées, contenant un volume déterminé de fluide, et réunies deux à deux par un respirateur automatique [1]. Au respirateur R (fig. 6) est fixé, par un tube en caoutchouc, le petit masque nasal. Le même moyen sert à fixer un embout de verre *c* au respirateur *r* (fig. 7).

En examinant la figure, il est facile de voir qu'en prenant l'embout *c* entre les lèvres, et en emprisonnant les narines dans le petit masque *m*, la respiration, — inspiration et expiration, — peut se faire, soit par les narines, au moyen du masque *m* et du respirateur R, dans les cloches I E; soit par la bouche, au moyen de l'embout *c*, et du respirateur *r*, dans les cloches *i e*.

Si, dans ces conditions, on tâche de faire des inspirations ou des expirations par la bouche et par le nez en même temps, on constate que cela est impossible.

Il faut un mouvement respiratoire d'une grande étendue, pour élever ou abaisser une seule des cloches. Ici, encore, la marche du phénomène ne diffère pas de ce que j'ai indiqué plus haut; et l'on ne peut inspirer ou expirer que par un des conduits nasal ou buccal.

Mon ami le Dr Limbo, examinant quelques

1. Quand on inspire au moyen de ce respirateur, le vide se fait dans le corps de l'appareil; le fluide, venant de l'extérieur ou d'une cloche, presse sur la soupape *i*, qui cède et lui livre passage. La soupape *e*, au contraire, s'applique plus fortement sur l'ouverture correspondante, attirée d'un côté par le vide du corps du respirateur, et repoussée de l'autre par la disposition de son ressort et par le fluide extérieur, pressant sur sa face externe.

Le phénomène est inverse pour l'expiration. C'est la soupape *e* qui cède, et la soupape *i* qui ferme l'ouverture correspondante.

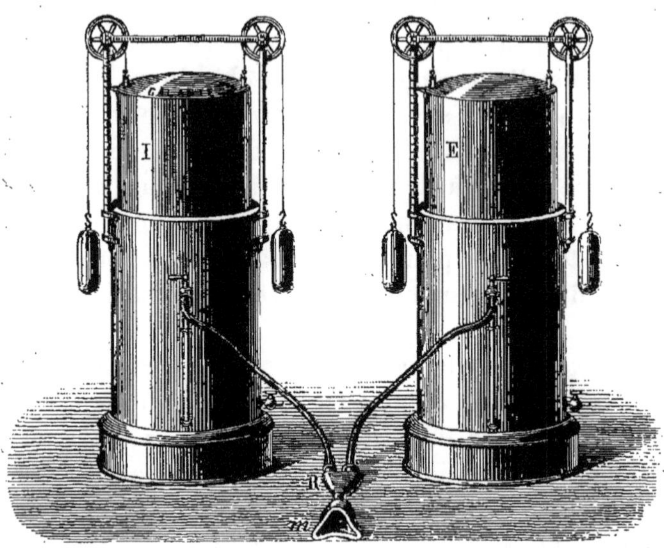

Fig. 6.

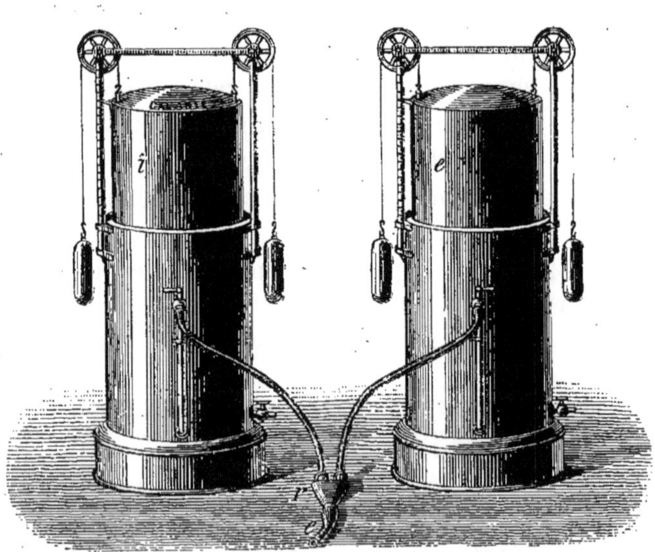

Fig. 7.

malades avec l'abaisse-langue de Mathieu (figure 8), leur conseilla de respirer par le nez, tandis qu'il maintenait la bouche ouverte et la langue abaissée avec ce spéculum buccal; il constata l'impossibilité du phénomène par les narines, dans ces conditions. J'ai répété cette expérience très simple, que tous les praticiens peuvent faire chaque jour, et j'ai constaté que l'individu en expérience, fait un effort considé-

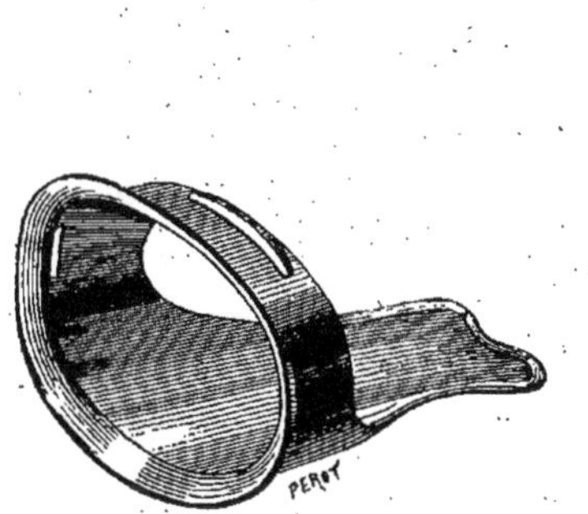

Fig. 8.

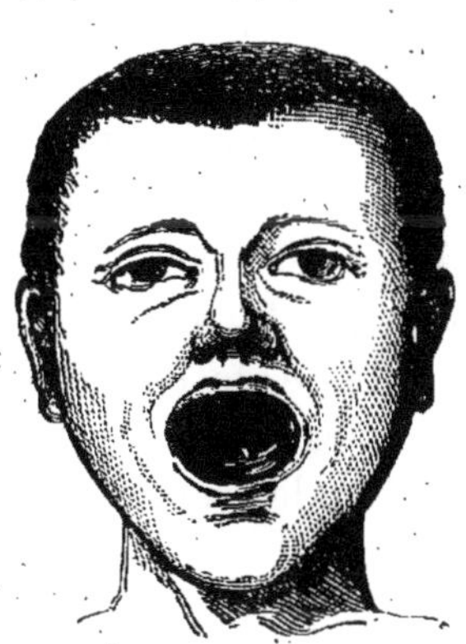

Fig. 9.

rable pour fermer l'isthme du gosier avec la langue, quand on lui conseille de respirer par le nez. S'il parvient à respirer par ce dernier conduit, c'est qu'il a pu vaincre la résistance opposée par la branche *b* du spéculum, et appliquer cette branche et la base de la langue sur l'ouverture de l'arrière-bouche.

Cette expérience est une nouvelle preuve de l'impossibilité de la respiration par la bouche et par le nez, dans l'état physiologique des organes.

CONSÉQUENCES

Donc, lorsqu'on fait respirer du chloroforme, du protoxyde d'azote ou tout autre gaz, il faut être bien persuadé que la respiration se fait soit par la bouche, soit par le nez, et qu'au même moment aucune bulle d'air ne passe par la voie restée libre. C'est pour cela que, chez les adultes, il est prudent de tenir la compresse imbibée de chloroforme un peu au-dessus de l'ouverture par laquelle respire le patient, afin qu'un peu d'air puisse se mêler aux vapeurs chloroformiques. Si on applique la compresse sur le visage, comme elle est imbibée de liquide, elle ne laisse pas filtrer l'air, et dans ce cas on peut produire des accidents mortels, quand on ne connaît pas le degré de tolérance du patient pour l'agent anesthésique.

L'agent anesthésique pouvant être inspiré aussi bien par la bouche que par le nez, on peut opérer sur l'une de ces parties [1], en réservant l'autre pour l'inspiration de l'anesthésique.

Pour les respirations d'oxygène, un tube en verre, tube buccal, a l'avantage de coûter quelques centimes et d'être facile à tenir propre. Un masque, embrassant le nez et la bouche, outre qu'il est inutile, a l'inconvénient de coûter cher et de conserver les produits des expirations de ceux qui s'en sont préalablement servis ; ce qui, avec la théorie des microbes, ne manque pas de quelque danger.

Dans la pratique de certains dentistes qui se servent de protoxyde d'azote, comme anesthésique de courte durée, on a l'habitude de pincer les narines du patient, pendant qu'il inspire le gaz par la bouche ; mais, dans ce cas encore, la respiration, étant volontaire jusqu'à l'anesthésie, se fait exclusivement par la bouche. Quand elle cesse d'être voulue, et

1. Dans toutes les opérations faites sur ces parties par le docteur Péan, au moyen du protoxyde d'azote sous pression (Raphaël Blanchart, *De l'anesthésie par le protoxyde d'azote d'après la méthode de M. Paul Bert*, 1880), on aurait pu se servir de la voie nasale pour faire respirer le gaz, pendant l'opération sur les lèvres, et *vice versa*.

qu'elle a lieu inconsciemment par le nez ou par la bouche, le patient ne tarde pas à se réveiller. Ce qui importe peu, puisque l'opérateur a eu le temps de procéder à l'avulsion de la dent malade.

Les irrigations par les narines peuvent être largement faites, non plus comme je l'ai dit dans la note lue à l'Académie en 1881, en penchant la tête en avant, — cela n'est utile que pour empêcher l'eau, en retombant, de mouiller les vêtements, — mais en gardant la tête droite, à condition de respirer par la bouche. Il va sans dire que si l'on ferme la bouche une seconde, l'eau passera par les narines et le pharynx. Ou bien, si on incline la tête un peu en arrière, l'eau suivra encore le même chemin, en obéissant aux lois de la pesanteur. En prenant la précaution conseillée, on peut causer, chanter sans crainte, tout en irriguant largement les narines.

En règle générale, on peut faire le diagnostic sommaire d'une affection de l'arrière-bouche, et surtout du voile du palais (voile-piliers-amygdales), à entendre seulement parler le malade. Dans presque tous les cas d'affections de ces parties, l'occlusion de l'arrière-cavité des fosses nasales se faisant mal, l'air passe, pendant la phonation, par les narines, et la voix devient nasonnée.

Observations des mouvements musculaires du voile du palais et de la langue pendant l'acte de la respiration. — Disons d'abord qu'un grand nombre de personnes ne savent pas ouvrir la bouche, par suite, montrent mal la succession des actes respiratoires. Beaucoup de femmes respirent par petites saccades, par inspirations et expirations courtes, répétées, ce qui constitue une imperfection de l'acte respiratoire, et, dans le cas qui nous occupe, empêche de nettement saisir la marche du phénomène.

Probablement toutefois, pour ces deux catégories de personnes, les muscles obéissent aux mêmes lois générales que celles qui président aux mouvements des muscles de la généralité des humains.

Quand on observe donc une personne qui inspire par les narines, tandis qu'elle garde la bouche ouverte, on voit nettement l'application de la base de la langue sur les parties antérieures des piliers antérieurs ; la langue ferme hermétiquement l'ouverture de l'arrière-bouche, même dans les inspirations à peine sensibles.

Si l'observation porte sur une personne qui inspire par la bouche, on voit *toujours* un mouvement de tension de la luette et du voile du palais, tension plus ou moins complète selon l'étendue de l'inspiration, mais constante. Quand l'inspiration est très large, l'application du voile tendu sur la paroi postérieure du pharynx est remarquable .

Le phénomène ne varie pas pour un même degré d'inspiration, que les narines soient ouvertes ou fermées.

Il reste exactement le même pour l'expiration.

Pendant l'expiration par la bouche, cela est à noter, la luette est presque toujours un peu projetée en avant, surtout quand elle est longue. Le phénomène est constant, que les narines restent ou non ouvertes. Ce mouvement de la luette indique bien nettement le passage de l'air par la bouche.

Il est particulièrement intéressant de constater la facilité que l'on a de respirer par la bouche, quand les narines restent ouvertes ; et la difficulté du phénomène par le nez, pendant l'ouverture de la bouche.

Dans la note présentée à l'Académie le 13 septembre 1881, j'ai expliqué le mécanisme de la respiration par la bouche et par le nez[1]. Il suffit ici de le rappeler en quelques mots.

Quand la respiration se fait par le nez, la bouche restant ouverte, les muscles de la langue se contractent, la langue fait *gros dos,* pour employer l'expression figurée du professeur Béclard, et s'applique exactement sur l'ouverture de l'arrière-bouche.

La respiration se fait-elle au contraire par la bouche, ce sont les muscles du voile qui se contractent, tendent le voile, et celui-ci s'applique sur la paroi postérieure du pharynx, interceptant le passage de l'air par les narines.

OBSERVATIONS

Quelques exemples viendront encore à l'appui de cette démonstration [2].

M'étant aperçu que Couvreux *, ouvrier, dégageait une grande quantité de vapeur d'eau pendant ses expirations, j'ai placé horizontalement un carton épais entre le nez et la bouche de cet homme, puis je lui ai conseillé d'expirer en même temps par la bouche et par les narines. Or le nuage ne s'est *jamais* formé que d'un seul côté du carton, à chaque expiration.

Chez Pichot *, ajusteur, 30 ans, les mouvements sont nets et

1. Voici le phénomène qui se passe, pendant la respiration par la bouche, les narines restant ouvertes; le palato-staphylin, en se contractant, rétracte la luette, qui vient faire corps avec le voile du palais et en augmenter l'épaisseur; les péristaphylins internes et externes tendent ce voile, lequel vient alors fermer l'isthme naso-pharyngien, déjà réduit à l'état de fente par la contraction des staphylo-pharyngiens.

Pendant la respiration par le nez, la bouche restant ouverte, ce sont les muscles de la langue qui, en se contractant, appliquent cet organe sur l'ouverture antérieure de l'arrière-bouche.

2. Tous les noms portant un astérisque sont des noms d'ouvriers de l'usine Goüin.

précis. Il y a fermeture exacte de l'arrière-bouche par la langue contractée, quand la respiration se fait par le nez; et fermeture exacte de l'arrière-cavité des fosses nasales par le voile du palais tendu, quand la respiration se fait par la bouche. Cependant Pichot, au moment de l'observation, avait une angine intense.

Ici, le phénomène est encore plus net. On voit le voile du palais se *coller* contre la paroi postérieure du pharynx, quand Raoul * (45 ans, 31, rue de Paris) respire par la bouche.

Mlle Henrich *, 18 ans, rue de Rome, 74, est encore une preuve manifeste de l'exactitude du phénomène, qui est bien visible chez elle.

Il en est de même pour Mme Briant, 81, rue de Maubeuge. Le Dr Siredey, qui connaît cette personne, pourra constater l'exactitude du fait, quand il voudra.

Mme Nalté, 52 ans, 70, rue de Tocqueville. Le phénomène est tout à fait probant.

Gofford *, 32 ans, ajusteur, a un mode particulier de respiration. Chez lui, pendant la respiration par la bouche, le voile ne se tend pas, et ne va pas s'appliquer contre la paroi du pharynx. Il respire par la bouche, le voile abaissé. Mais quand on ferme ses narines, le phénomène ne change pas. Quand il expire, il repousse la luette sur la langue, elle rentre dans le pharynx pendant l'inspiration. L'occlusion des narines n'y change rien. Mais Gofford a de l'angine, et de la paralysie des muscles du voile et de la luette, qui traîne sur la base de la langue.

Garnier *, 29 ans, ajusteur. Le voile s'élève pendant l'inspiration par la bouche, et s'abaisse légèrement pendant l'expiration. On pouvait penser que l'arrière-cavité des fosses nasales n'étant pas close, l'air expiré devait sortir aussi par les narines; mais en pinçant le nez, les mouvements sont restés exactement les mêmes. Ce qui indique bien que la respiration se faisait par la bouche seulement.

Chez Pierre * tout se passe comme chez Garnier.

Martin * fils a de la pharyngite. Il y a dans toute son arrière-bouche un mucus épais, visqueux. Aussi, quand il respire par la bouche, le voile du palais va se *coller* à la paroi postérieure du pharynx, et en retombant, pendant l'expiration, produit un bruit de clapet, que les narines soient ou non fermées [1].

1. Depuis ces observations j'ai examiné plus de trois cents personnes, et toutes, à part peut-être deux ou trois exceptions, respirent comme il est dit dans ce travail.

Avant de conclure, il est indispensable de répondre aux autres objections du bienveillant et regretté professeur Voillez.

« Le fait, dit le professeur Voillez, de l'isolement constant de la respiration par le nez ou par la bouche, lorsque les deux voies restent ouvertes, nous paraît trop exclusif. Il semble que M. Smester l'a compris, car il admet qu'il y a des individus qui peuvent à la rigueur, mais en faisant beaucoup d'efforts, respirer à la fois par la bouche et par le nez; mais ce serait, suivant l'auteur, un acte antiphysiologique. Nous pensons qu'en ceci il va trop loin. Dans l'état de *repos musculaire,* la respiration peut se faire simultanément par le nez et par la bouche, *si celle-ci reste demi-close,* de manière à égaliser la capacité de parcours dans les conduits nasal et buccal. *Il est évident, en effet, que si l'un des conduits est plus largement ouvert que l'autre, l'air pénétrera ou sortira de préférence par le conduit le plus grand ouvert.* »

Sans faire remarquer que la fin de l'objection détruit l'objection, je répondrai : Il est difficile d'admettre, en sciences, des lois particulières, individuelles. Si un phénomène se passe d'une certaine façon, chez 98 pour 100 d'individus, on peut en conclure qu'il y a une loi générale qui préside à son accomplissement, sans tenir compte de quelques anomalies, qui ne sauraient infirmer cette loi.

Je n'ai pas prétendu, ni voulu prétendre, qu'il n'y eût pas d'exception à la règle générale; ni que l'effort, l'entraînement ne pût quelquefois la modifier; mais simplement que la respiration physiologique est exclusive par la bouche ou par le nez. L'expérimentation, l'anatomie, l'observation journalière pendant deux ans, viennent appuyer ces conclusions.

Voillez croyait que la respiration peut se faire par

le nez et par la bouche, « *si celle-ci est demi-close... et dans l'état de repos musculaire* ».

Il est assez difficile d'expérimenter dans l'état de repos musculaire. Quant à rendre l'ouverture de la bouche égale aux deux ouvertures nasales, c'est un exercice dont tous les physiologistes comprendront la difficulté. L'une des voies sera toujours plus ou moins ouverte que l'autre. Donc, de l'aveu même de Voillez, le fluide passera par le conduit le plus ouvert, c'est-à-dire par l'une des deux voies à l'exclusion de l'autre.

Le rapporteur dit encore : « En respirant dans l'état de repos, ma bouche demi-close, *je sens* très bien l'air qui passe par mes narines et par ma bouche à la fois. »

On ne peut mettre en doute le dire d'un savant aussi distingué et aussi respectable que l'était Voillez ; mais je suis persuadé qu'il eût reconnu lui-même le côté faible de cette objection. Il n'eût pas manqué d'avouer qu'une sensation n'est guère une bonne preuve scientifique, et qu'un seul fait, bien observé, vaut plus que toutes les sensations du monde. Car, s'il est fort délicat de sentir le courant d'air, *quand on respire dans l'état de repos*, et la *bouche demi-close*, il est de la plus grande facilité d'interpréter comme on veut une sensation. Par exemple, je sens parfaitement un liquide, que j'ai bu, descendre dans le conduit œsophagien, et mettre de dix à vingt secondes, quelquefois davantage, pour arriver à l'estomac. Cette sensation est pour moi très nette. Or, voici que Falk, Kronecker et Meltzer viennent prouver que cette sensation n'est qu'une sensation ; rien de plus, « *que le temps pendant lequel une gorgée d'eau fait son passage jusqu'à la partie la plus profonde de l'œsophage ne dépasse pas un dixième de seconde* ».

Frankel confirme les expériences de Falk [1], de Kronecker et Meltzer.

La sensation que j'avais n'est donc pas l'expression exacte du phénomène qui se produit. Celle de Voillez, que beaucoup de physiologistes contesteront, puisqu'il est difficile de sentir le passage de l'air par les narines et la bouche dans les conditions indiquées par Voillez, est-elle beaucoup plus démonstrative? Je ne le pense pas.

J'ai constaté, par plusieurs expériences, que les phénomènes restaient les mêmes, quels que fussent les diamètres des tubes employés.

Pour répondre à l'objection très sérieuse du professeur Voillez : « en instituant deux expériences pour l'inspiration et pour l'expiration, les difficultés sont augmentées », j'ai fait une seule expérience pour ces deux temps de la respiration, en me servant de deux respirateurs du modèle indiqué page 12, et les résultats consignés n'ont pas modifié la règle générale.

CONCLUSIONS

Pour laisser à résoudre la question des respirations dans l'état de repos musculaire, je conclurai seulement pour les respirations d'une certaine amplitude.

Quand la respiration dépasse un demi-litre, qui est la normale, elle est toujours volontaire ou pathologique. Dans l'un et l'autre cas, elle se fait constamment par la bouche ou par le nez; jamais par ces deux conduits à la fois.

Quand la respiration est normale, c'est-à-dire égale

1. Société de médecine de Berlin. Séance du 5 décembre 1883.

à un demi-litre, elle obéit à la même règle que les grandes respirations, qu'elle soit ou non volontaire.

J'ai constaté, par différentes expériences ou observations, que les petites respirations, au-dessous de la normale, ne faisaient pas exception à la règle.

Si l'on respire par le nez, en gardant la bouche ouverte, pendant les plus petites respirations, la langue s'applique sur l'ouverture pharyngienne, qu'elle ferme hermétiquement.

Pendant les plus petites respirations par la bouche, les narines étant libres, on constate certains mouvements de tension du voile du palais, qui restent exactement les mêmes, quand on ferme hermétiquement les narines.

Il reste maintenant hors de doute que la respiration volontaire se fait par la bouche seule ou par le nez seul. Tout prouve qu'elle est impossible par les deux conduits en même temps. Voici quelles étaient les conclusions de la note lue à l'Académie le 13 septembre 1881 :

1° L'inspiration se fait ou par le nez seul ou par la bouche seule;

2° L'inspiration simultanée, par le nez et par la bouche, est physiologiquement et anatomiquement impossible;

3° L'expiration se fait ou par le nez seul ou par la bouche seule;

4° L'expiration simultanée, par le nez et par la bouche, est physiologiquement et anatomiquement impossible.

« La *respiration* se fait ou par le nez seul ou par la bouche seule, jamais par les deux orifices en même temps. »

Je voudrais pouvoir conclure d'une autre façon, après les bienveillantes critiques du regretté professeur Voillez. Mais de nouvelles expériences, deux années d'observations attentives, les objections mêmes de Voillez, tout, au contraire, me porte à maintenir ces conclusions.

Et, sachant qu'une fonction obéit à une loi générale; que d'ailleurs, de l'aveu même du professeur Voillez, l'air suit toujours la voie la plus ouverte; que de nombreuses observations sont venues confirmer les résultats de l'expérimentation, on est excusable de conclure par cette proposition, en réservant *l'état de repos musculaire* : « Dans l'état physiologique de nos organes, la respiration se fait par la bouche seule ou par le nez seul; non par le nez et la bouche en même temps. »

N. B. — Pendant l'impression de ce travail, le Dr Raphaël Dubois, préparateur du professeur Paul Bert, au Collège de France, m'apprend qu'il a constaté sur lui-même l'impossibilité de la respiration simultanée par la bouche et par le nez. Il ignorait, m'a-t-il dit, la présentation de ce travail à l'Académie en 1881.

Paris. — Typ. G. Chamerot, 19, rue des Saints-Pères. — 16156.

PARIS

TYPOGRAPHIE GEORGES CHAMEROT

19 rue des Saints-Pères, 19

www.ingramcontent.com/pod-product-compliance
Ingram Content Group UK Ltd.
Pitfield, Milton Keynes, MK11 3LW, UK
UKHW012304240726
13966UKWH00004B/1618

9 782012 468849